AF466872

DES

HÉMATOCÈLES

PÉRI-UTÉRINES.

EXTRAIT

DES BULLETINS DE LA SOCIÉTÉ ANATOMIQUE.

(Septembre-octobre 1855.)

DES

HÉMATOCÈLES

PÉRI-UTÉRINES

(CAUSES, SIÉGE, TRAITEMENT),

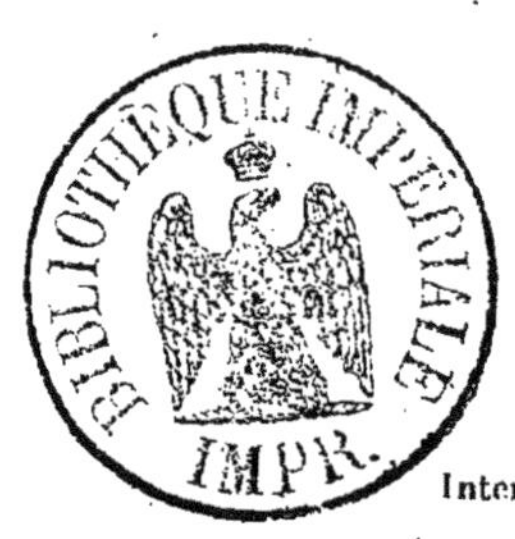

PAR

LE Dr T. GALLARD,

Interne lauréat des hôpitaux (médaille d'or), etc.

PARIS,

IMPRIMERIE DE L. MARTINET,

RUE MIGNON, 2.

1856.

ORIGINE

ET SIÉGE ANATOMIQUE

DES HÉMATOCÈLES

PÉRI-UTÉRINES.

Si les tumeurs sanguines de l'excavation pelvienne de la femme auxquelles on a donné le nom d'*hématocèles rétro-utérines* étaient connues avant ces dernières années, il faut bien avouer qu'elles l'étaient assez peu pour que les auteurs contemporains qui en ont parlé aient pu croire avoir fait une découverte. Il n'est donc pas étonnant que dans la discussion soulevée à ce sujet, en 1851, au sein de la Société de chirurgie, mon excellent maître, M. Huguier, n'ait pu, malgré toute son érudition, parvenir à en citer qu'un petit nombre d'exemples antérieurs à la pratique de Récamier, et encore la lecture de ces observations, éparses dans les auteurs, et le plus souvent incomplètes, laisse-t-elle dans l'esprit assez de doutes pour autoriser M. Nélaton à dire que si la maladie dont nous nous occupons avait été vue, elle n'avait certainement pas été reconnue (*Leçons orales* publiées par MM. Gaillet et Bauchet). Nous verrons plus loin quelle signification il faut attribuer au seul fait de collection sanguine péri-utérine rapporté par Deneux dans son mémoire sur le thrombus du vagin et de la vulve. Quant à Récamier qui s'est un peu plus occupé de ces hématocèles, il était loin de leur accorder la même attention que les chirurgiens d'aujourd'hui. Cet habile praticien ne paraît, en effet, s'être jamais préoccupé de leur mode de développement, de leur siége anatomique, etc., ni des autres particularités propres à éclairer leur histoire. Son attention avait été exclusivement absorbée par la question du traitement, et il leur avait imposé celui qu'il appliquait indistinctement à toutes les tumeurs fluctuantes de la même région : l'évacuation du liquide par la ponction ou par l'incision. Le diagnostic, ainsi que j'ai déjà eu occasion de le dire ailleurs (*Union médicale*, numéro du 10 novembre 1855, *Traitement de l'hématocèle rétro-utérine*, etc.), se bornait donc pour lui, avant l'opération, à reconnaître l'état solide ou liquide de la tumeur ; mais il n'allait pas plus loin et ne se prononçait pas sur la nature du liquide avant de lui avoir ouvert une issue au dehors. C'est du moins ce qui résulte de l'observation publiée en 1831 dans la *Lancette française* (*Tumeur sanguine enkystée, développée entre la matrice et le rectum à la suite d'une fausse couche*, etc., numéros des 21 juillet et 6 août), et de divers passages du mémoire de M. Bourdon (*Sur les tumeurs fluctuantes du bassin*, — *Revue médicale*, 1841).

C'est seulement dans la thèse de notre collègue M. Vignès que pour la première fois on trouve cette affection convenablement étudiée. Cet auteur ayant recueilli ses principales observations dans le service et sous les yeux de M. Nélaton, dont il était l'interne, n'a pas oublié de rapporter à son chef de service la part qui lui revenait dans ce travail ; aussi avons-nous été péniblement surpris de voir que ce dernier, dans ses leçons professées à l'hôpital des Cliniques (*Gazette des hôpitaux*, 1851, numéros du 11 octobre et suivants), avait négligé de citer l'excellente thèse de M. Vignès, soutenue le 31 octobre 1850, et analysée le 8 février 1851 dans un article de la *Gazette des hôpitaux* intitulé : *Clinique de M. Nélaton : Sur une espèce de tumeur sanguine du bassin chez la femme.* Tout en tenant compte de l'influence que les idées puisées dans ses conversations avec M. Nélaton ont pu exercer sur la composition du travail de M. Viguès, on ne peut songer à soulever entre eux une question de priorité, car les opinions du chirurgien n'étant pas encore connues, elles n'ont dû leur propagation qu'à la publicité qui leur a été donnée par la thèse de l'interne.

Mais d'autres auteurs ne seraient-ils pas mieux fondés à réclamer, et n'y a-t-il eu antérieurement aucune description un peu complète des kystes sanguins péri-utérins? M. Bourdon et M. Bernutz sont les seuls dont les prétentions à cet égard pourraient sembler légitimes, car ils ont touché, *incidemment*, à la question des hématocèles rétro-utérines dans des mémoires qui méritent certainement d'être consultés, et sur lesquels nous devons nous arrêter un instant si nous voulons retirer quelque fruit de l'étude des faits présentés cette année à la Société anatomique.

Dans son mémoire *sur les tumeurs fluctuantes du bassin*, M. Bourdon expose simplement les idées de Récamier. Il s'occupe du siége des tumeurs sanguines pour les ranger dans la catégorie des tumeurs *extra-péritonéales*, mais il ne sait les distinguer des kystes séreux ou hydatiques qu'en pratiquant une ponction exploratrice. Il n'en rapporte du reste qu'un seul exemple et ne fait donc, comme Récamier, que signaler leur existence. M. Bernutz a fait plus (*Mémoire sur les accidents produits par la rétention du flux menstruel.—Archives générales de médecine*, 1848) ; car, après avoir rapproché d'une observation qui lui était personnelle la description donnée par Ruysch, puis reproduite par J.-P. Franck d'un utérus dont la cavité contenait du sang coagulé légèrement adhérent aux parois de l'organe avec prolongation des caillots jusque sur l'ovaire qui en était complétement recouvert, il a enfin eu l'idée de songer à rechercher de quelle source provenait le sang ainsi épanché. Il a pensé que ces kystes étaient toujours formés par le sang des règles, à l'expulsion duquel s'opposerait soit un obstacle mécanique, soit une simple contraction spasmodique des orifices utérins. D'après lui, le sang s'accumulerait d'abord dans la cavité de la matrice, puis dans les trompes qu'il dilaterait avant de faire irruption dans l'abdomen. De là trois degrés dans la maladie : « 1° réplétion des cavités sécrétantes; 2° distension et réaction de ces cavités; 3° solution de continuité, passage dans l'abdomen du liquide qui distendait ces organes. » (*Loc. cit.*, page 132.) Théorie trop ingénieuse pour être vraie et que contredisent le plus grand nombre des cas observés jusqu'à ce jour, car le plus souvent on a trouvé les orifices non-seulement libres mais même dilatés et la cavité utérine vide de tout sang soit liquide soit coagulé. Cependant les faits qui ont induit M. Bernutz en erreur ne sont pas tellement rares qu'ils ne se soient reproduits plusieurs fois : M. Piogey en a rapporté un qui peut à la rigueur être interprété dans ce sens (*Bull. de la Soc. anat.*, 1850); De Haen, au dire de M. Ledru (thèse 1855, *De la membrane appelée hymen*), puis MM. Marchant et Massé (*Arch. gén. de méd.*, 1851), en ont publié d'autres bien plus démonstratifs. L'obstacle siégeant à la vulve était constitué par une imperforation de l'hymen, et le sang, après s'être accumulé derrière cette membrane, avait reflué dans l'utérus, puis dans la trompe et enfin dans le péritoine. On ne peut s'empêcher de rapprocher de ces observations celle de M. Decès (*Bull. de la Soc. anat.*, 1854), où il y avait un utérus et un vagin doubles avec absence d'ouverture d'un de ces vagins à l'extérieur; le sang menstruel s'était amassé du côté imperforé dans la cavité vaginale, puis dans l'utérus et enfin dans la trompe où il formait un kyste dont la rupture détermina une péritonite suraiguë promptement mortelle.

Mais ce sont là de simples exceptions sur lesquelles M. Bernutz a eu le tort de vouloir baser une théorie générale, entraîné sans doute par cette tendance qu'ont tous les auteurs de s'efforcer à rattacher le plus grand nombre possible de faits au sujet dont ils se sont occupés avec le plus de prédilection. Il en fait du reste lui-même l'aveu quand il a dit : « J'ai cherché à rapprocher les » diverses variétés de cette espèce morbide dont les unes sont » rapportées à des congestions utérines (Duparcque, t. I) ou à » des métrites (Verjus, thèse, 1844, p. 37); les autres à des » phlegmons des ligaments larges (Satis, thèse, p. 83, 89), ou à » des ovarites (Chereau), d'autres enfin sont décrites dans les » péritonites (Chomel, *Dict. de méd.*, t. XXIII, p. 560) et dont » les dernières périodes sont rejetées dans des cadres nosologiques » différents tels que les môles charnues (Dugès et Boivin) ou » les hydropisies. J'ai cherché à réunir dans *une seule histoire*

» *pathologique ces diverses affections* qui reconnaissent toutes » pour cause un trouble de l'excrétion menstruelle. » (*Loc. cit.*, p. 151-152).

Il n'est pas étonnant qu'en voulant embrasser tant de choses différentes dans une seule et même description, on finisse par y introduire une certaine confusion, en dépit de laquelle nous voyons l'auteur réaliser un progrès notable, puisque, mieux inspiré que ses prédécesseurs, il cherche à se rendre compte du mode de formation de ces collections sanguines. Peut-être y réussirait-il, si au lieu de faire de l'aménorrhée la maladie principale, il la considérait comme un des symptômes de l'hématocèle. C'est ce qu'a fait M. Viguès, qui donne enfin à cette maladie une place dans le cadre nosologique. La description qu'il en donne dans sa thèse est basée sur sept observations auxquelles il a pu dès l'année suivante en ajouter cinq autres qu'il a consignées dans un mémoire inédit présenté au concours pour le prix Montyon de la Faculté. Ce qui le préoccupe surtout c'est de savoir : 1° quel est le siége anatomique de la tumeur sanguine ? 2° quelle est la source de cette hémorrhagie ? A la première de ces questions, il répond d'abord que le kyste est extra-péritonéal, et pour la seconde il ne voit, comme M. Bernutz, dans la collection morbide que le sang menstruel dévié de sa voie naturelle ; seulement, au lieu de le faire refluer de l'utérus dans le péritoine à travers la trompe, il le fait s'écouler directement de l'ovaire. Plus tard, quand, éclairé sans doute par les faits présentés à la Société de chirurgie, il modifie ses premières opinions sur le siége de la tumeur et la regarde comme étant toujours *intra-péritonéale*, il est bien plus à l'aise pour expliquer le mécanisme suivant lequel il conçoit la formation de l'épanchement sanguin. Il l'attribue à ce que le pavillon de la trompe, au moment de la ponte spontanée, ou ne se serait pas appliqué directement sur l'ovaire, ou aurait laissé échapper l'ovule au moment de sa migration après la rupture de la vésicule de Graaff. Il se passerait dans cette hypothèse quelque chose d'analogue à ce qui se passe dans les grossesses extra-utérines, moins la fécondation préalable de l'ovule. Nous ne tarderons pas à voir combien est juste cette idée capitale qui a été perfectionnée plutôt que modifiée par M. Laugier.

En comparant la thèse imprimée et le mémoire manuscrit que

M. Viguès a eu la gracieuseté de mettre à notre disposition, nous avons occasion d'assister en quelque sorte aux changements qu'une étude plus attentive lui a fait apporter à ses premières descriptions; et nous le voyons soutenir successivement deux opinions diamétralement opposées et cependant erronées l'une et l'autre par cela seul qu'elles sont exclusives. Après avoir rejeté toutes les hématocèles en dehors du péritoine, il veut plus tard les forcer à siéger toutes dans l'intérieur de la cavité formée par cette membrane. Pourquoi donc vouloir à toute force localiser ces hématocèles péri-utérines dans le même siége soit en dedans soit en dehors du péritoine? Ne serait-il donc pas possible qu'elles fussent situées tantôt en dedans tantôt en dehors de la séreuse, soit dans les replis du ligament large, soit dans le tissu cellulaire rétro-utérin, soit enfin, quelquefois, dans le conduit de la trompe ou dans la cavité utérine? C'est ce qu'on aurait dû admettre depuis longtemps d'après les assertions divergentes des divers observateurs, alors que chacun, se retranchant derrière ce qu'il avait vu, voulait que tous les cas fussent semblables à ceux par lui observés et les localisait tous dans le même siége anatomique, sans tenir compte de ce qui avait été noté par d'autres. C'est à la vaste expérience de M. Huguier pour tout ce qui regarde les affections des organes génitaux de la femme, que l'on doit la solution de cette question si controversée. Il est le premier (*Bull. de la soc. de chirurgie de Paris*, t. II, 1851, séance du 28 mai, p. 142 et suiv.), qui, établissant des divisions et des catégories, ait démontré que l'épanchement peut être tantôt intra-péritonéal, tantôt extra-péritonéal.

Il a même proposé un signe différentiel à l'aide duquel on pourrait diagnostiquer sur le vivant ces deux variétés. Ce signe est la coloration violacée du vagin qui, signalée par les uns, mise en doute par les autres, ne se retrouverait, suivant lui, que dans les hématocèles extra-péritonéales et jamais dans celles qui siégent au-dessus du cul-de-sac utéro-rectal; à ce signe, M. Prost (Thèse, p. 27 et 28) a voulu en ajouter un autre qui, théoriquement, paraît infaillible, mais qui dans la pratique fait souvent défaut. Il est fondé sur l'élévation ou l'abaissement du museau de tanche. Si le sang s'épanche dans le péritoine, dit M. Prost, il tendra à s'accumuler dans le cul-de-sac utéro-rectal, et pesant sur la séreuse qui, on le sait, est très fortement adhérente au corps de l'utérus, il refoulera cet organe de haut en bas, alors le col sera rapproché de la vulve. Si, au contraire, le kyste sanguin est extra-péritonéal, il sera situé dans le tissu cellulaire péri-utérin, entre le vagin et le péritoine; en se développant il refoulera le premier en bas, le deuxième en haut, et par suite de ce mouvement l'utérus, toujours adhérent à la séreuse, sera élevé au-dessus du pubis. Il reste à dire comment il peut se faire que dans certains cas, les plus nombreux peut-être, l'utérus ne soit ni élevé ni abaissé.

Quoi qu'il en soit, que nous diagnostiquions ou non le siége de l'hématocèle pendant la vie, et je crois que cela est absolument impossible dans le plus grand nombre des cas, il n'en est pas moins incontestable qu'elle peut être située tantôt en dedans tantôt en dehors de la cavité péritonéale. Cette différence de siége n'en établit pas une dans la nature de la maladie ni dans son mode de formation, qui est toujours le même, ainsi que cela résulte de la démonstration donnée par M. Laugier (*Comptes rendus de l'Acad. des sciences*, 26 février 1855, *Sur l'origine de l'hématocèle rétro-utérine*). Pour ce professeur, l'hémorrhagie qui va former le kyste péri-utérin n'est pas due uniquement à une migration incomplète ou défectueuse de l'ovule au moment de la ponte spontanée, puisqu'elle débute quelquefois plusieurs jours après les règles, alors que l'ovule a parcouru régulièrement son trajet à travers la trompe, et que du reste cette hémorrhagie une fois produite est encore sujette à des accroissements progressifs à la manifestation desquels l'ovaire ne peut être étranger. Mais, comme Bischoff prétend que l'ovule sort de la vésicule seulement quand l'écoulement menstruel cesse, et, comme d'un autre côté les hématocèles n'apparaissent souvent que quelques jours après les règles, on ne peut dire non plus que le détachement de l'ovule n'a pas contribué à leur production. C'est donc la déchirure de la vésicule de Graaf, laquelle a lieu journellement sans déterminer aucun accident lorsque l'ovaire est sain, qui deviendra la cause occasionnelle d'une hémorrhagie, si, au contraire, par suite de circonstances accidentelles, cet organe est le siége d'une lésion inflammatoire ou même d'un simple travail congestif. Alors, en effet, les petits vaisseaux déchirés par suite de la rupture de la vésicule de Graaf, au lieu de ne laisser écouler qu'une petite quantité de sang et de se refermer promptement, comme il arrive d'habitude, resteront ouverts et donneront lieu à une hémorrhagie qui, n'ayant pas d'issue au dehors, constituera une hématocèle péri-utérine, car : « Ce ne » sont plus seulement les vaisseaux intéressés dans la rupture de » la vésicule sur le trajet de l'ovule qui fournissent le sang, mais » ceux des parois vésiculaires du corps jaune et du tissu ovarien » sur toute la circonférence du kyste vésiculaire. » (Laugier, *loc cit.*)

On le voit, ce n'est là qu'une heureuse application à la pathologie des découvertes de M. Négrier sur la formation des corps jaunes. Les autopsies de femmes et de femelles d'animaux ont confirmé cette manière de voir. Le tissu de l'ovaire a toujours été trouvé plus ou moins altéré, et, dans les cas où la tumeur sanguine avait été le siége d'accroissements répétés, on a rencontré l'ovaire distendu et morcelé, ce que M. Laugier explique très bien de la manière suivante : « Après une première hémorrhagie, l'ovaire, du côté du péritoine, est enveloppé de fausses » membranes; le pavillon de la trompe ne peut s'appliquer à » l'ovaire pour recevoir l'ovule. La nouvelle vésicule trouve » moins d'obstacle à son développement et à sa rupture dans la » cavité du kyste que vers la surface péritonéale de l'ovaire. » Plusieurs pontes successives peuvent ainsi avoir lieu et amènent la fonte de cet organe à la place duquel on ne trouve plus » que les débris des corps jaunes, etc. » Et, puisque dès la formation de l'hématocèle, la déchirure de la vésicule de Graaf est la voie ouverte à l'extravasation du sang qui va s'échapper de l'ovaire, on comprend très bien que ce sang devra s'épancher le plus souvent dans la cavité même du péritoine, tout en concevant qu'il puisse parfois s'infiltrer entre les lames du ligament large, pour venir s'accumuler dans le tissu lamelleux péri-utérin et être par conséquent situé en dehors de la cavité séreuse.

Cet exposé préalable de l'état de la science sur le sujet dont nous nous occupons nous était indispensable, si nous voulions tirer des faits soumis à notre examen tous les enseignements qu'ils sont susceptibles de nous fournir. Si incomplet qu'il soit, je crois qu'il contient le résumé exact des principales opinions émises sur ce sujet, et il nous conduit d'autant plus naturellement à parler de la première de nos observations, que ce fait étant parvenu à la connaissance de M. Laugier au moment où il préparait son travail, est justement un de ceux sur lesquels il a basé sa théorie. Il s'agit de la pièce présentée à la Société anatomique par M. Jules Bouvyer. Nous avons désiré donner à ce cas intéressant tous les développements susceptibles d'augmenter sa valeur au point de vue étiologique et anatomo-pathologique, et, comme tous les détails nécessaires pour cela ne se retrouvaient pas dans l'observation primitive, nous avons dû les compléter, pour l'étiologie et la symptomatologie, par des renseignements pris auprès de deux de nos collègues, MM. Hippolyte Blot et Tassel qui avaient successivement observé la malade avant M. Bouvyer, pour l'anatomie pathologique, par ce que nous ont appris à nous-même la dissection et l'examen de la pièce. L'observation que je rapporte ici est donc toute différente de celle qui m'avait été remise par M. Bouvyer; en la rétablissant en son entier, avec les éléments divers dont je viens de faire mention, j'ai eu soin de noter à propos de chaque fait quel est celui des trois observateurs qui l'a signalé.

Observation I.

La femme Serv..., âgée de vingt-cinq ans, mariée, n'ayant jamais eu de grossesse, habitait Paris depuis deux ans. Pendant les quatre premiers mois de son séjour sa menstruation fut régulière, mais au bout de ce temps des phénomènes morbides de diverse nature se manifestèrent à chaque époque menstruelle. L'apparition des règles était précédée de douleurs plus ou moins vives, le sang était en caillots, et il continuait à couler souvent pendant tout le cours du mois. Depuis plusieurs mois, l'écoulement des règles était précédé de vomissements de sang ayant un rapport manifeste avec l'excrétion menstruelle; plus ces vomissements avaient été copieux, moins longue était la durée et moins grande l'abondance des règles, et *vice versa*. Au mois de septembre 1854, ces troubles de la menstruation devinrent plus graves que de coutume, et la malade consulta alors M. Blot. Elle assurait ne pas s'être mise dans le cas de devenir enceinte depuis plus de quatre ou cinq mois, et cependant ses règles ne venaient pas, mais les douleurs qui d'habitude précédaient leur apparition étaient alors si grandes que notre collègue jugea à propos de prescrire quinze sangsues à l'hypogastre. Leur application fut suivie d'un soulagement notable, les douleurs cessèrent presque complétement, le flux sanguin s'établit et la malade put, au bout de peu de jours, reprendre ses occupations. Elle avait été examinée avec assez d'attention par M. Blot pour qu'il ait pu nous affirmer qu'elle ne présentait pas alors de tumeur au voisinage de l'utérus. Mais, trois semaines plus tard, de nouveaux accidents semblables aux précédents se reproduisirent et il l'engagea à entrer à l'hôpital Beaujon, dans un service qui était alors dirigé par M. Lailler et dont M. Tassel était l'interne. Elle resta dans ce service depuis le 24 octobre jusqu'au 20 décembre, et dès les premiers jours qui suivirent son entrée on constata l'existence d'une tumeur située au voisinage de l'utérus. Cette tumeur saillante à l'hypogastre, avait le volume du poing environ, elle était située non pas sur la ligne médiane mais inclinée à droite, sans cependant se porter dans la fosse iliaque; on la sentait se prolonger très manifestement dans l'excavation pelvienne. Par le toucher vaginal, on arrivait très difficilement sur le col de l'utérus qui était porté fortement en haut et en avant derrière la symphyse des pubis sur laquelle il s'appliquait en comprimant la vessie. L'utérus n'avait pas sensiblement augmenté de volume, mais il était immobile et comme enclavé; en arrière de lui on sentait proéminer dans le cul-de-sac vaginal postérieur une tumeur se continuant avec celle qui existait à l'hypogastre, ce dont on a pu s'assurer en combinant le palper hypogastrique avec le toucher vaginal. Cette tumeur, située en arrière et à gauche de l'utérus, en était parfaitement indépendante; sans présenter une fluctuation manifeste, elle ne paraissait pas constituée par un corps solide, elle était rénitente. Par le toucher rectal on s'est assuré que la tumeur était située en avant du rectum, qu'elle comprimait dans le sens antéro-postérieur. A cette époque la malade accusait des douleurs vives dans le bas-ventre, dans les reins, et perdait presque constamment des caillots de sang par la vulve; l'état général était assez satisfaisant. Le traitement consista en bains, cataplasmes, sangsues et purgatifs salins, par intervalles, pendant trois semaines environ; puis, M. Lailler ayant quitté le service, tout traitement fut supprimé. La fièvre s'alluma, la tumeur augmenta rapidement de volume, elle devint excessivement douloureuse au toucher, les douleurs s'exaspéraient aux plus légers mouvements de la malade ; la constipation devint opiniâtre et la défécation, extrêmement douloureuse, ne pouvait se faire qu'avec l'aide de lavements, mais lorsque le rectum avait été vidé, il survenait un soulagement très remarquable dans l'état de cette malheureuse femme.

La tumeur avait atteint et même dépassé l'ombilic lorsque l'état général devint réellement alarmant : la fièvre était continue, il y avait de l'inappétence, des vomissements et toute la région hypogastrique était douloureuse au moindre contact. Les choses étaient dans cet état, lorsque vers le commencement de décembre, sans qu'aucun traitement fût employé, on remarqua une amélioration très sensible dans tous les symptômes, la tension du ventre cessa, la tumeur devint bien moins douloureuse et diminua au point de ne plus s'élever que jusqu'à trois travers de doigt au-dessous de l'ombilic qu'elle dépassait précédemment. La malade put se lever ; mais cette amélioration ne se soutint pas ; les douleurs reparurent, ainsi que la fièvre à accès irréguliers revenant presque tous les soirs. La constipation fut remplacée par de la diarrhée ; il y avait déjà un peu de stupeur lorsque la malade demanda à sortir de l'hôpital Beaujon, vers le mois de décembre. Trois jours après elle prend chez elle 60 grammes d'huile de ricin qui lui sont prescrits on ne sait par qui ni dans quel but ; et, son état empirant, elle se décide à entrer à l'hôtel-Dieu le 5 janvier 1855 ; c'est depuis cette époque qu'elle a été soumise à l'observation de M. Bouvyer, et c'est de lui seulement que nous pouvons avoir les détails qui suivent :

La malade, considérablement amaigrie, est dans un état marqué de prostration et de stupeur, elle répond avec lenteur et difficulté aux questions qu'on lui adresse. Elle a de l'insomnie avec céphalalgie intense, et même un peu de surdité. La peau est chaude, le pouls fréquent à 96. L'appétit nul, la soif vive, la langue légèrement humide, un peu collante, blanche au centre, rouge à la pointe et sur les bords ; il y a des vomissements opiniâtres sur la nature et l'abondance desquels nous ne sommes pas suffisamment renseignés, le ventre est météorisé, tendu et douloureux, les garderobes sont liquides. La poitrine est sonore, bien conformée, mais la malade tousse beaucoup, elle expectore des crachats muqueux filants, et l'on entend à l'auscultation des râles sibilants et ronflants disséminés dans toute l'étendue de la poitrine. La miction est difficile et douloureuse, les urines ne contiennent pas de pus. Il n'y a pas eu d'écoulement de sang par les parties génitales depuis la sortie de la malade de l'hôpital Beaujon. Le toucher n'a pas été pratiqué. On prescrit : mauve sucrée, deux pots ; jul. d.; lavement laudanisé ; diète.

Pas de changement jusqu'au 8 janvier. Alors un peu de mieux, fièvre moins intense, pouls à 84 ; abdomen toujours douloureux, mais moins tendu, de telle sorte que la palpation peut être pratiquée avec plus de soin et permet de reconnaître l'existence d'une tumeur qui a le volume de deux poings et occupe les régions hypogastrique et ombilicale ; elle est bilobée et chacun des lobes paraît former une tumeur distincte de l'autre ; la plus volumineuse est située sur la ligne médiane, la plus petite paraît siéger dans la fosse iliaque droite. Elles sont dures et résistantes, sans fluctuation et donnent un son mat à la percussion. Par le toucher vaginal on trouve le col dilaté et dévié vers le côté gauche ; dans le cul-de-sac vaginal postérieur, on sent une tumeur saillante, volumineuse, qui semble unie intimement au corps de l'utérus, et qui est une continuation de la plus grosse des deux tumeurs trouvées à l'hypogastre. On n'y sent pas de fluctuation. Les urines non purulentes, sont acides, et contiennent une notable quantité d'albumine. Il n'est pas dit s'il y avait de l'œdème et de l'anasarque. Le mieux, observé le 8, ne dure pas ; la prostration augmente, le pouls remonte à 96 ; il y a de l'insomnie, la diarrhée et les vomissements sont incoercibles, et la malade meurt dans le marasme le 9 janvier 1855.

Autopsie trente-six heures après la mort. — Il n'est malheureusement pas donné de détails dans les notes qui nous ont été communiquées, sur l'état du péritoine, la présence ou l'absence des lésions caractéristiques d'une phlegmasie ancienne ou récente de cette membrane ; parmi les autres organes les reins seuls ont été examinés et présentaient les altérations de la maladie de Bright. Quant à la description de l'utérus et de ses annexes, comme nous avons examiné nous-même et disséqué la pièce avec beaucoup de soin, en présence de nos collègues, MM. Gaujot et Tassel, je demanderai la permission de substituer ma description à celle moins complète qui a été donnée par M. Bouvyer.

A l'ouverture de l'abdomen, on trouve les intestins refoulés vers les parties supérieures, en même temps que l'excavation pelvienne et une grande partie de la fosse iliaque droite sont occupées par une tumeur d'une coloration blanchâtre, pouvant, au dire de M. Bouvyer, rappeler l'aspect du tissu encéphaloïde; cette tumeur aurait présenté à la réunion de son tiers inférieur avec ses deux tiers supérieurs un étranglement dont nous n'avons pu constater l'existence, la tumeur ayant été ouverte et vidée des caillots sanguins qu'elle contenait lorsqu'elle a été mise sous nos yeux. J'ai pu mesurer ce kyste qui nous a paru globuleux et dont le diamètre est de 14 à 15 centimètres; ses parois sont épaisses et résistantes, et dans son intérieur M. Bouvyer a trouvé des caillots sanguins noirâtres, au milieu desquels il a inutilement cherché des débris de fœtus ou de placenta. Une partie de ces caillots plus denses et décolorés, tapissait encore la face interne du kyste, de façon à en augmenter l'épaisseur et la résistance lorsque la pièce a été présentée à la Société. La tumeur que nous venons de décrire était située à droite de l'utérus dont le fond était attiré du même côté, tandis que le col était refoulé vers la gauche, ce qui tenait à l'existence d'une bride cellulo-fibreuse étendue du fond de l'utérus à la paroi du kyste sanguin. L'utérus, dans la position que je viens d'indiquer, a la lèvre antérieure du museau de tanche plus saillante que la postérieure, il est plus volumineux qu'à l'état normal. J'ai pensé qu'une simple appréciation de ce volume ne pouvait suffire à cette description et j'ai cru devoir prendre les mesures suivantes : La longueur totale de l'utérus prise extérieurement à l'organe est de 10 centimètres et demi, intérieurement 92 millimètres (dont pour le col, 42 millimètres), ce qui donne pour l'épaisseur de la paroi utérine au fond de l'organe, 13 millimètres. La paroi antérieure est épaisse de 18 millimètres. Extérieurement d'une corne à l'autre il y a 58 millimètres, intérieurement, entre les ouvertures des trompes, 35 millimètres. La circonférence des cavités du col est à l'orifice interne de 14 millimètres; à la partie moyenne, 30 millimètres. Les lignes de l'arbre de vie sont bien marquées; un œuf de Naboth, des dimensions d'un grain de chènevis, se trouve au niveau de l'orifice interne du col, adhérent à la paroi postérieure. Il n'y a, en aucun point des cavités du col ni du corps, nulle trace de sang épanché récemment ou depuis longtemps; la muqueuse est saine dans toute son étendue. Un stylet fin, introduit dans l'orifice interne de la trompe droite, parcourt librement toute son étendue ; à gauche nous ne pouvons malheureusement répéter cette expérience, la trompe ayant été coupée à sa partie moyenne avant que la pièce nous ait été remise. L'ovaire droit est sain, il est aplati dans le sens antéro-postérieur, sa longueur est de 45 millimètres, sa hauteur 34 millimètres. L'ovaire gauche, plus globuleux, est plus petit, ses dimensions sont 25 millimètres pour la longueur, 18 millimètres pour la hauteur ; en même temps il est plus rouge et plus friable. En avant, et en dehors de cet ovaire se trouve le kyste sanguin dont nous avons déjà parlé ; il en est séparé par un autre kyste plus petit contenant également du sang et qui paraît avoir été en contact immédiat avec l'ovaire lui-même ; mais au moment où nous examinons la pièce, il existe en ce point des déchirures qui nous empêchent d'apprécier avec autant de rigueur que nous l'aurions désiré la relation qui existait entre l'ovaire, le petit kyste et le grand. Deux diverticulums en forme de doigt de gant partaient du petit kyste ; quand nous avons fait notre examen, il y avait une ouverture très étroite située au fond d'un de ces culs-de-sac terminé en doigt de gant ; cette ouverture faisait communiquer les deux kystes ; mais M. Bouvyer, qui a examiné la pièce quand elle était encore dans son intégrité, affirme qu'alors cette communication n'existait pas.

Nous eussions surtout désiré savoir ce qu'était devenu le pavillon de la trompe et quel rapport il affectait avec l'un ou l'autre des deux kystes, mais on se rappelle que la trompe était coupée à son milieu, et avec quelque soin que nous ayons cherché le pavillon, il nous a été impossible de le retrouver.

Quant au péritoine qui avait paru à MM. Verneuil et Bouvyer passer au-dessus de la tumeur qui aurait été ainsi extra-péritonéale, il nous a semblé évident, à MM. Gaujot, Tassel et moi (et je crois aussi à M. Boullard, qui a examiné la pièce avec M. Gaujot) qu'il se comportait d'une façon toute différente et passait au-dessous de la tumeur ; cette dernière était donc intra-péritonéale, car nous avons pu détacher le péritoine dans presque toute son étendue, et nous pensons que les deux observateurs qui ont différé d'avis ont pu s'en laisser imposer par les fausses membranes organisées qui recouvraient le kyste supérieurement. Une de ces fausses membranes formait même une bride cellulo-fibreuse assez forte pour attirer le fond de l'utérus et le dévier du côté du kyste. Plusieurs brides semblables unissent ce kyste à l'S iliaque et au rectum qui lui sont postérieurs et internes et décrivent en arrière de la tumeur une courbe, ce qui paraît en quelque sorte l'encadrer dans leurs circonvolutions. Les culs-de-sac péritonéaux vésico-utérin et utéro-rectal ne sont nullement effacés ; ils sont très marqués et libres de toute adhérence. L'extrémité inférieure de la tumeur est plus élevée que la partie la plus déclive du péritoine du cul-de-sac utéro-rectal. La vessie et le rectum affectent leurs rapports normaux avec l'utérus, ils sont sains et ne présentent aucune ouverture qui les fasse communiquer avec la tumeur, ce qui, du reste, n'eût été possible que pour le rectum qui lui est accolé, tandis que la vessie en est complétement séparée.

En dépit des lacunes nombreuses que, malgré nos efforts, nous n'avons pu combler dans cette observation ; il en résulte que, conformément à la manière de voir de M. Laugier, l'hématocèle est survenue chez cette femme à la suite de congestions ovariques, puisque depuis un certain temps déjà, quand la maladie a débuté, chaque période menstruelle était accompagnée de douleurs violentes et que souvent l'écoulement de sang continuait pendant l'intervalle des époques. C'est du reste à la suite d'une de ces menstruations plus douloureuses et plus difficiles (celle de septembre), qu'il faut rapporter le début de la maladie bien que la tumeur n'existât pas à cette époque ; car elle a dû survenir au bout de très peu de temps, soit quelques jours après les règles de septembre, soit au moment de l'arrivée des règles d'octobre. C'est ainsi que notre collègue M. Blot a apprécié la succession des phénomènes morbides chez cette femme et dans la note qu'il a eu la complaisance de me remettre à ce sujet, il résumait la marche de la maladie dans ces termes : « Dysménorrhée très » douloureuse, combattue par une émission sanguine locale, » soulagement, apparition des règles peu abondantes ; un mois » plus tard, nouveaux accidents dysménorrhéiques sous l'in- » fluence desquels *très probablement* une tumeur sanguine » péri-utérine se sera formée. »

Concluante au point de vue de l'étiologie cette observation l'est également au point de vue anatomique, puisqu'elle nous montre un ovaire rouge globuleux, friable et diminué de volume, en communication, sinon immédiate, au moins très rapprochée avec deux kystes sanguins qui, s'abouchant librement l'un dans l'autre, peuvent être considérés comme n'en formant qu'un seul. Mais cette démonstration anatomique se retrouve d'une façon bien plus irrécusable dans d'autres faits et surtout dans un qui m'avait frappé lorsque j'en ai entendu le récit bien avant la publication du travail de M. Laugier. Cette observation est due à M. Fauvel qui en a fait l'objet d'une communication orale à la Société médicale d'observation ; comme elle n'a pas été publiée, je la reproduis en entier d'après les procès-verbaux de cette Société.

Observation II, rapportée par M. Fauvel.

Une dame âgée de 28 ans, habitant Constantinople, d'une bonne constitution, d'un tempérament sanguin en apparence, avait toujours joui d'une parfaite santé jusqu'aux quelques mois qui précédèrent sa mort. A cette époque, les règles sont plus abondantes, puis prennent l'apparence d'une véritable métrorrhagie qui, d'une époque à l'autre, présente un intervalle où l'écoulement sanguin cesse, puis enfin elle ne présente plus d'interruption, pour être plus considérable aux époques menstruelles.

Plusieurs médecins consultés crurent à une fausse couche ; un traitement antiphlogistique, le repos absolu, ne firent pas cesser l'hémorrhagie. Pendant son séjour aux bains de mer la malade avait recouvré l'apparence d'une bonne santé. Tout à coup, à la suite d'une émotion morale, elle éprouve des douleurs dans le ventre, des défaillances, des lipothymies, la peau est froide, pâle, décolorée, ainsi que la figure ; il y a des vomissements sans déjections alvines. Trois médecins sont appelés successivement : le premier se prononce pour une congestion cérébrale, et tente de pratiquer une saignée qui demeure sans résultats ; le deuxième croit à un accès de choléra sporadique ; le troisième suppose un empoisonnement. Appelé dans cette circonstance, M. Fauvel examine la malade qui avait conservé toute son intelligence. La voix était si faible, qu'on avait peine à percevoir les sons articulés. Les lipothymies duraient depuis douze heures, la peau était froide ; le ventre tendu, météorisé ; point d'oppression ni de matité à la région précordiale, point d'écoulement sanguin par le vagin ni de garderobes. La maladie se trouvait concentrée dan la cavité abdominale. Mais quelle en était la cause? La mort survint cependant, paraissant déterminée par une hémorrhagie. Comme il y avait eu la veille une émotion morale vive, peut-être cette émotion avait été précédée d'une chute, d'un coup qui avait déterminé la rupture de la rate, organe le plus friable de la cavité abdominale.

A l'*autopsie*, après l'incision de la paroi abdominale, un flot de sang s'écoula et l'on trouva des caillots volumineux remplissant le petit bassin. Tous les organes étaient sains excepté la trompe gauche qui présentait une tumeur du volume d'un œuf de pigeon où existait une déchirure qui avait donné lieu à l'hémorrhagie. La tumeur était constituée par des caillots sanguins en partie récents. Sur une paroi de la tumeur était un petit kyste transparent recouvert par les filaments de la trompe. Ce conduit était rétréci à sa jonction avec l'utérus et son orifice utérin était fermé par une petite tumeur fibreuse.

Dans ce fait intéressant et rare, on peut expliquer la succession des phénomènes qui se sont accomplis de la manière suivante. Les premières métrorrhagies se sont probablement développées sous l'influence de l'excitation produite par la présence du petit polype fibreux siégeant dans l'utérus. Par suite de sa présence un ovule détaché de l'ovaire n'a pu pénétrer dans la cavité utérine. Le kyste, développé sur le trajet de la trompe, avait les caractères d'un ovule fécondé en voie de développement. Il aurait pu par conséquent donner lieu à une grossesse tubaire; mais sous l'influence d'une émotion morale vive il y a eu rupture des vaisseaux ovariques développés, comme on l'observe dans les grossesses tubaires. Ainsi donc, sans la dernière période de cette maladie, sans l'autopsie, on aurait attribué l'hémorrhagie utérine à une fausse couche, tandis qu'elle s'était très probablement développée sous l'influence du petit polype fibreux. Enfin la dernière hémorrhagie est due à la présence du développement d'un ovule dans la trompe. (Procès-verbal de la Société médicale d'observation, secrétaire M. Piogey.)

Le petit polype fibreux trouvé dans l'utérus a pu n'être pas étranger à la production des premières métrorrhagies observées chez cette femme, mais il nous paraît n'avoir eu qu'une influence très indirecte, relativement à la formation de l'épanchement sanguin qui a déterminé la mort. Et, malgré l'oblitération plus ou moins complète de la trompe, ce fait n'est pas de ceux qui puissent être invoqués à l'appui de la théorie de M. Bernutz, car on ne peut dire qu'il y ait eu là rétention du flux menstruel, mais bien plus tôt, comme le prétend M. Laugier, rupture des vaisseaux sanguins d'un ovaire congestionné. Si cette rupture n'a pas eu lieu sur l'ovaire même, comme les détails fort incomplets de cette observation ne permettent pas de l'affirmer, elle avait lieu au moins sur les parois d'un kyste sanguin, existant déjà depuis un certain temps entre l'ovaire et la trompe.

On n'a pas oublié que M. Laugier insiste sur ce que des métrorrhagies, quelquefois abondantes, précèdent ordinairement l'apparition de l'hématocèle, et sur ce que le développement de cette dernière est singulièrement favorisé par toutes les circonstances propres à augmenter l'état de congestion des organes génitaux internes et en particulier des ovaires. La grossesse dans laquelle cette congestion se trouve physiologiquement portée à une limite considérable, devra donc aussi nous présenter des exemples d'hématocèles rétro-utérines. Ces exemples sont nombreux pour les grossesses extra-utérines, et M. Huguier n'a pas oublié de les signaler, mais il y a lieu de s'étonner qu'ils ne soient pas plus fréquents dans les cas de grossesse normale; cependant ils ne manquent pas, et l'on peut citer en première ligne celui que Deneux a emprunté à Chaussier (*Mémoires et consultations de médecine légale*, 1824), et consigné dans son mémoire sur les trombus du vagin et de la vulve. « Une femme, enceinte de cinq mois environ, fait un voyage qui » dure une partie de la journée sur un chemin rempli d'ornières » et dans une charrette non suspendue, elle est rudement cahotée, en éprouve de la courbature, une grande fatigue et meurt » subitement la nuit suivante..... Il y avait dans la partie profonde de l'abdomen, du côté droit, sous le péritoine, une » grande quantité de sang noir, en partie fluide, en partie coagulé, qui était infiltré, ramassé en foyer et formait une longue » et large tumeur qui, de la fosse iliaque du côté droit, s'élevait » jusqu'à la hauteur du rein et avait près de 5 pouces de » largeur... Nous reconnûmes évidemment que l'effusion du » sang avait été produite par la rupture d'une des veines de » l'ovaire droit. » Là, la question est réduite à la plus grande simplicité possible, il n'y a plus à s'occuper de la ponte spontanée, du trajet suivi par l'ovule, de la déchirure de la vésicule de Graaf, du sang menstruel. Nous avons un ovaire turgide, congestionné, il est soumis à des secousses assez violentes et répétées, une déchirure a lieu, il se produit une hématocèle. C'est vers le point adhérent de l'organe et par lequel il reçoit ses vaisseaux que se fait la rupture, le sang s'infiltre donc dans les lames du ligament large; l'hématocèle est extra-péritonéale; si, au contraire, la rupture avait eu lieu sur la surface lisse, comme cela arrive quand elle résulte de l'évolution d'une vésicule ovarienne, l'hématocèle aurait été intra-péritonéale.

On objectera peut-être encore l'oblitération des trompes, complète dans ce cas, puisque l'utérus était gravide; mais les trompes eussent-elles été libres, elles n'auraient pas pu fournir une voie pour l'expulsion du sang, qui ici s'épanchait en dehors du péritoine. Quelle importance doit-on, en définitive, attribuer à cette oblitération des trompes dans les cas où elle se présente? est-elle primitive ou consécutive? Quand bien même elle serait primitive, elle ne pourrait être considérée comme la cause de l'hématocèle, puisqu'elle n'existe pas constamment. Mais c'est là une fin de non-recevoir qu'il est inutile d'invoquer, car cette oblitération nous semble ne se produire d'habitude que postérieurement au début de l'hématocèle, et voici de quelle manière : Le sang, une fois épanché, devient le centre d'un travail inflammatoire, grâce auquel il s'enkyste et s'environne de fausses membranes, surtout s'il est situé dans le péritoine. Ce travail inflammatoire s'étend naturellement aux parties voisines, et contribue à faire adhérer le pavillon de la trompe, soit à lui-même, soit aux tissus environnants, de façon à en oblitérer le conduit. La preuve qu'il n'en est pas autrement, c'est que nous trouvons la trompe oblitérée, imperméable dans des cas d'hématocèles compliquant des grossesses extra-utérines; et cependant, il a bien fallu que le conduit tubaire fût perméable quand il a donné passage au spermatozoaire qui est allé féconder l'ovule. Ce n'est donc que postérieurement à la formation de l'épanchement sanguin qu'il s'est oblitéré, comme cela a eu lieu dans le fait suivant, dont nous devons l'intéressante communication à M. Nonat :

Observation III, recueillie à l'hôpital de la Pitié, par M. Nonat, dans son service, et communiquée en son nom à la Société anatomique, par M. Fleuriot.

Hématocèle intra et extra-péritonéale. — Grossesse extra-utérine. — Oblitération des deux trompes de Fallope. — Métrorrhagie. — Mort avec les signes d'une péritonite suraiguë. — Autopsie par M. Fleuriot.

Le 3 septembre 1855, est entré salle Saint-Charles, n° 13, la nommée G..., domestique, âgée de trente-deux ans, demeurant rue Geoffroy-Lasnier, 3.

Cette femme était habituellement bien réglée; elle n'a qu'un enfant âgé de neuf ans. Veuve, elle a rompu son veuvage depuis deux mois. Après un retard de quinze jours dans l'apparition des règles, elle a été prise il y a trois semaines d'une perte en rouge, qui pendant les quinze premiers jours a été peu abondante. Cette perte était si peu considérable et accompagnée de douleurs si peu intenses que la malade ne fut pas obligée d'interrompre ses occupations. Il paraît que dès le début une douleur s'est fait sentir plus particulièrement dans le bas-ventre, du côté droit. Vendredi dernier 31 août, c'est-à-dire à l'époque où les règles auraient dû paraître, la perte augmenta beaucoup. Ce jour-là et les suivants, la perte a été très considérable; il y a eu expulsion par la vulve d'une grande quantité de sang fluide et d'énormes caillots. En outre le ventre devint plus douloureux, mais c'est surtout le 2 septembre que la malade a été prise d'une douleur très aiguë dans tout le bas-ventre et principalement à droite. La malade compare les douleurs qu'elle éprouvait alors à celles qui précèdent l'accouchement. Les accidents augmentant, cette femme est entrée à l'hôpital le 3 septembre 1855.

Le lendemain 4 septembre, on la trouva dans l'état suivant : Face pâle, décolorée comme dans l'anémie portée au plus haut degré, yeux abattus, ensemble des traits exprimant la souffrance. Le reste de la surface extérieure du corps est pâle, décoloré; l'intelligence de la malade est intacte, ses réponses sont nettes et précises. Elle nous dit qu'en raison du retard survenu dans ses règles, elle croit avoir fait une fausse couche, mais elle n'a rien aperçu qui ressemblât à un fœtus dans les matières expulsées par la vulve.

La malade se plaint principalement de son ventre, c'est à cette région qu'elle rapporte toutes ses souffrances, tout en répétant que le côté droit la fait souffrir plus que le gauche. Le ventre est augmenté de volume, il est tendu partout mais surtout en bas; le côté gauche est un peu moins douloureux que le droit, mais la différence que nous signalons aujourd'hui est moins appréciable qu'elle ne l'était pour la malade il y a plusieurs jours. Toutefois la pression est sensiblement plus douloureuse à droite qu'à gauche. Tout le ventre est douloureux à la plus légère pression, comme dans la péritonite aiguë, mais il l'est beaucoup plus en bas qu'en haut. La percussion de l'abdomen, pratiquée avec mesure, rend un son clair dans les deux tiers supérieurs, et elle donne un son moins clair dans le tiers inférieur; au-dessus du pubis il y a même une matité complète.

Toucher. — Le toucher vaginal est très douloureux; le col de l'utérus est entr'ouvert, il admet facilement l'extrémité du doigt indicateur qui pénètre jusqu'à la cavité du col; celui-ci, dirigé d'avant en arrière, est refoulé en avant et un peu abaissé. L'utérus tout entier est incliné plus à gauche qu'à droite. La partie supérieure du corps n'est pas sentie au-dessus du pubis; on ne peut l'explorer à cause de la douleur accusée par la malade. En résumé, l'utérus est légèrement abaissé et son col un peu refoulé en avant derrière le pubis. Le col fait peu de saillie dans le vagin. A droite et en arrière existe une grosseur énorme qui refoule l'utérus en avant et à gauche. Le cul-de-sac vaginal postérieur est refoulé en bas par la tumeur; celle-ci est fluctuante et elle contourne l'utérus à gauche, en arrière et à droite. La tumeur, tout à fait à droite, est plus résistante, moins fluctuante; l'exploration de cette région est très douloureuse, ce qui s'oppose à un examen plus approfondi de l'utérus et des parties qui l'entourent.

Le toucher rectal est douloureux, le doigt peut sentir l'énorme tumeur qui contourne l'utérus et remplit la cavité pelvienne; on constate ainsi de nouveau une fluctuation manifeste.

État général. — Soif vive, perte d'appétit, nausées, vomissements, selles douloureuses, miction difficile et très douloureuse.

Dans la journée la malade ne pouvant pas uriner, on pratique le cathétérisme, qui est très difficile à cause de la compression de l'urèthre et de la déviation de son orifice externe caché et aplati par des replis de la paroi antérieure du vagin. — Pouls très fréquent (145), petit, abdominal. — Respiration gênée. — Grande prostration ; menace de syncope. La malade a dans l'aine droite une tumeur du volume d'un œuf de poule, dont elle s'est aperçue il y a deux ans.

M. Nonat diagnostique une tumeur sanguine pelvienne intra et extra péritonéale, s'accompagnant probablement de grossesse extra-utérine.

Traitement. — Sinapismes. Manuluves. Glace. Seltz. Cataplasmes laudanisés presque froids. M. Nonat, pensant que l'épanchement sanguin s'était fait jour dans la cavité péritonéale, s'abstient de faire la ponction.

5 septembre. L'état de la malade s'est aggravé ; sa face est abattue, ses yeux enfoncés et entourés d'un cercle brun foncé ; le pouls est à 160 ; il est petit, misérable, filiforme.

6 septembre. La malade meurt à deux heures de l'après-midi.

Autopsie, quarante-huit heures après la mort. — L'abdomen ouvert, les intestins apparaissent remplis de gaz et refoulés vers la partie supérieure de l'abdomen. Matières fécales moulées dans la fin du côlon descendant et dans l'S iliaque. Dans la cavité péritonéale, au-dessus du bassin et des organes qui y sont contenus, on trouve environ trois ou quatre verres de sang noir liquide. Nous enlevons les intestins à l'exception de l'S iliaque et du rectum ; alors nous constatons que les organes contenus dans l'excavation pelvienne sont unis aux parois antérieure et postérieure de l'abdomen, immédiatement au-dessus du détroit supérieur du bassin, par des caillots sanguins, abondants, noirâtres, dont quelques-uns, plus blancs, sont fibrineux. Ces caillots réunissent entre elles ces parties par des adhérences faciles à vaincre et qui, rompues, permettent de constater dans la cavité péritonéale du bassin, la présence d'abondants caillots sanguins. Les caillots contenus dans le cul-de-sac vésico-utérin sont moins nombreux que ceux situés en arrière de l'utérus et qui refoulent en avant le col de cet organe. Tous les caillots réunis, dont le poids peut être évalué à 750 grammes, sont enlevés et l'on aperçoit à droite de l'utérus, au niveau de l'aileron postérieur, mais un peu en avant, une tumeur ovoïde recouverte par le péritoine du ligament large du même côté. Cette tumeur est d'un rouge brun, elle est en dehors de la cavité péritonéale dans l'épaisseur du ligament large droit. Elle paraît constituée par une masse sanguine. Nous enlevons alors tous les viscères du petit bassin en détachant la symphyse et en décollant avec le plus grand soin tout le péritoine qui tapisse le petit bassin. La pièce ainsi enlevée et lavée, nous procédons à une dissection plus attentive. L'utérus, dont nous avons pris toutes les dimensions, est plus volumineux qu'à l'état normal; sa cavité est augmentée, ne contient pas de caillots, et présente une couleur jaunâtre sans trace d'injection. Les orifices du col sont dilatés.

Au niveau du bord supérieur de l'utérus sont des caillots qui se réunissent à l'S iliaque, ils sont assez adhérents et au même point existent des fausses membranes fines, surtout au niveau de l'insertion de la trompe gauche à l'utérus.

On ne remarque rien du côté des ligaments ronds.

A gauche, au niveau de l'aileron postérieur du ligament large du même côté, paraît une tumeur que nous prenons pour l'ovaire qui paraît être très mou.

A droite, au niveau de la trompe, existent des caillots qui se dirigent vers la région ovarique. Cette région est occupée par une tumeur énorme, ovoïde, demi-fluctuante, verticalement dirigée, laquelle vue en place par la partie supérieure du bassin se présente par sa grosse extrémité; c'est elle qui forme cette masse d'apparence sanguine que nous avons déjà signalée. Son extrémité supérieure est tapissée par le péritoine du ligament large; sa face antérieure est plus bombée que la postérieure; sur cette face, à la jonction de ses deux tiers supérieurs avec son tiers inférieur, est un sillon oblique en bas et en dehors qui sépare la tumeur en deux portions d'aspect différent : la supérieure lisse, recouverte par le péritoine et quelques fausses membranes adhérentes à des caillots, l'inférieure constituée par du sang noir coagulé qu'on aperçoit à nu. Au point de jonction de ces deux portions sont des fausses membranes allant de l'une à l'autre. En arrière cette tumeur est plus aplatie, plus irrégulière, plus sillonnée de fausses membranes et de caillots adhérents, dont quelques-uns fibrineux, d'un blanc rougeâtre, flottent en manière d'appendices.

Le poids de cette tumeur est évalué à environ 400 grammes.

Ses dimensions sont les suivantes :

Grand diamètre ou vertical. . = 0,12 centimètres.
Diamètre transversal. . . . . . = 0,065 —
Circonférence. . . . . = 0,18 —

Dans le cul-de-sac recto-vaginal se trouvaient des caillots déjà mentionnés. On remarque en outre, à sa partie postérieure, au niveau du péritoine qui revêt la face antérieure du rectum, deux taches brunâtres allongées transversalement. L'une de ces taches est au fond du cul-de-sac, l'autre à 3 centimètres au-dessus de la première. La dissection du rectum nous a montré que ces taches, d'abord prises pour des ecchymoses, ne sont que le résultat de l'imbibition.

A gauche, au fond du cul-de-sac recto-utérin, le péritoine qui forme la lame postérieure du ligament large, présente une perforation arrondie, permettant l'introduction de l'index et indiquant une communication entre le cul-de-sac recto-vaginal et le tissu cellulaire qui sépare les lames péritonéales du ligament large gauche.

Nous cherchons à sonder les trompes à l'aide d'un stylet de trousse : il nous est complétement impossible de pénétrer dans leur cavité. Nous les coupons transversalement à 1 centimètre de leur insertion à l'utérus et nous cherchons à pénétrer : même impossibilité. Alors nous les sondons à l'aide d'une longue épingle à suture fixée par une pince et présentée du côté de la tête, vers l'orifice de la trompe. Cette épingle pénètre bien jusqu'au niveau du pavillon des trompes, mais de chaque côté, à ce niveau, elle est arrêtée complétement. A gauche, là où l'épingle ne peut plus pénétrer, nous remarquons une tumeur à peu près grosse comme une noix, laquelle est fluctuante. Incisée, nous reconnaissons en ce point l'existence de deux petits kystes communiquant entre eux par une ouverture étroite. Le liquide qu'ils contiennent est rouge-brun, c'est un mélange de sang et de mucus. La surface interne de ces kystes lavée est tapissée par une membrane tout à fait semblable à une muqueuse, laquelle obture l'orifice ovarique de la trompe. C'est cette tumeur molle que nous prenions pour l'ovaire gauche que nous supposions ramolli. Quant à cet ovaire, il est en arrière et plus bas ; dans sa partie non recouverte de péritoine à l'état normal, nous le trouvons également privé d'albuginée ; les grains glanduleux apparaissent à nu et tiennent par des filaments fibrineux à des caillots, lesquels communiquent avec le sang contenu dans le cul-de-sac recto-vaginal à travers l'ouverture signalée précédemment au péritoine et qui est située au fond du cul-de-sac, c'est-à-dire à près de 5 centimètres de l'ovaire. Le sang a donc eu pour source l'ovaire à l'époque d'une ponte. A droite, même obstacle au cathétérisme au niveau du pavillon de la trompe de ce côté. Ici existe encore un petit kyste peu développé, sans communication avec l'ovaire, lequel, situé en arrière, paraît sain. La grosse tumeur n'a de communication ni avec l'ovaire ni avec le kyste. Si elle a communiqué primitivement, ce qui n'est pas douteux, toute trace de cette communication a disparu. Ainsi notre malade, dont les deux trompes étaient oblitérées, a eu néanmoins une métrorrhagie abondante, ce qui prouve que la muqueuse utérine a été le siége de cette hémorrhagie.

La pièce est laissée quinze jours dans l'alcool, la grosse tumeur s'est séparée des feuillets du ligament large droit dans l'épaisseur desquels elle était fixée et comme enkystée; elle a beaucoup diminué de volume, une grande partie du sang qui la constituait s'étant dissous dans l'alcool. Ouverte alors suivant son grand diamètre, on voit qu'extérieurement elle est formée de caillots consistants, formant une coque qui englobe une tumeur liquide, semblable à un œuf, laquelle se présente sous l'aspect d'une masse brunâtre, allongée parallèlement au grand axe de la tumeur. Cette masse liquide est entourée d'une membrane, pellucide, transparente, excessivement mince, occupant par sa face externe quelques petits prolongements dans l'épaisseur des caillots fibrineux qui l'englobent. Incisée, cette membrane laisse sortir une petite quantité de sang noirâtre, très fluide et bientôt on aperçoit dans sa cavité un fœtus de très petite dimension, dont la tête, les bras, le tronc, se distinguent très bien. Les membres abdominaux sont à l'état d'appendices excessivement courts.

Quant à la tumeur de l'aine droite, elle est fibreuse et n'offre aucun rapport avec les collections sanguines signalées à l'intérieur du bassin.

Cette pièce, avant la *découverte* de l'embryon, nous semblait une des plus concluantes qui se puisse trouver en faveur de la théorie de M. Laugier. Nous voyons, en effet, la maladie suivre tout à fait la marche indiquée par cet auteur ; elle débute d'abord par des accidents légers auxquels on reconnaît la congestion ovarique ; bientôt les symptômes deviennent plus graves quand se fait l'extravasation sanguine ; puis enfin ils prennent une intensité formidable quand le sang, épanché d'abord entre les feuillets du ligament large , fait irruption dans l'intérieur de l'abdomen. Dans la dissection, nous suivons pas à pas l'hémorrhagie, qui, bien évidemment, est fournie par l'ovaire dont le tissu déchiré, privé de sa tunique albuginée, est en contact immédiat avec les caillots sanguins. Nous assistons en quelque sorte à l'accumulation de ces caillots dans l'épaisseur des ligaments larges dont les deux feuillets se trouvent distendus, au point que l'un d'eux finit par se rompre et à fournir au sang, dont l'écoulement continue, une issue dans le péritoine. C'est cette ouverture qui, située au fond du cul-de-sac utéro-rectal, met en communication directe le foyer sanguin primitif avec le péritoine, et nous rend compte du sang trouvé dans la cavité séreuse.

C'est là un mode de terminaison fréquent sur la possibilité duquel M. Demarquay vient d'insister, à propos d'un fait qu'il a publié (*Union médicale*, numéro du 25 novembre 1855), en l'accompagnant d'un résumé succinct des principales observations consignées dans les deux thèses récentes de MM. Prost et Fenerly. L'observation précédente est en tout semblable à celle de M. Demarquay ; elle n'en diffère qu'en un point : il y avait une grossesse extra-utérine.

Mais en quoi donc la coïncidence de la grossesse extra-utérine pourrait-elle nous faire modifier les conclusions que nous nous proposions de tirer de ce fait ? Le kyste fœtal est en rapport avec l'ovaire gauche, la collection sanguine est incontestablement sous la dépendance d'une lésion de l'ovaire droit ; évidemment il n'y a entre les deux aucune relation *directe*. Seulement la grossesse extra-utérine est la cause prédisposante, et elle a, à ce titre, exercé une *action indirecte* excessivement importante, en amenant cet état de congestion de l'ovaire, que dans les idées de M. Laugier, auxquelles nous nous rallions, nous savons être indispensable pour que l'hématocèle se produise.

Ce n'est pas tout, la grossesse extra-utérine nous montre encore que l'oblitération des trompes ne peut être considérée, dans ce cas au moins, comme une des causes de la maladie, et doit être rangée parmi les accidents consécutifs à son développement. J'insiste particulièrement sur ce point, qui me paraît un des meilleurs arguments à opposer aux partisans de la théorie qui explique la formation des tumeurs sanguines péri-utérines, par la rétention du flux menstruel. Les cas de grossesse extra-utérines, compliquant une hématocèle, loin de constituer une exception, viennent donc comme les autres confirmer l'explication donnée par M. Laugier. Je ne sais pourquoi ce professeur n'en a pas parlé dans son mémoire, car elles se présentent assez fréquemment; notre collègue, M. Gaube, en a cité un cas, observé dans le service de M. Aran (*Bulletins de la Soc. anatom.*, 1853), j'en ai moi-même (*Bull. de la Soc. anat.*, 1854) publié un que j'ai recueilli à l'hôpital Beaujon, et qui a été vu par MM. Robert et Huguier, et plusieurs autres auteurs en ont observé de semblables, sans parler de ceux qui sont passés inaperçus quand les autopsies ont été faites trop rapidement. Mais dans aucun de ces cas, la filiation des divers phénomènes morbides dus tant à la grossesse qu'à l'épanchement sanguin n'était aussi facile à suivre que dans celui de M. Nonat, et c'est probablement ce qui a engagé à les passer sous silence.

On doit cependant accorder une certaine attention à cette *variété*, j'ai presque dit à cette *classe* particulière de tumeurs sanguines du petit bassin, sur laquelle M. Huguier a insisté à la Société de chirurgie. Car, s'il est possible d'expliquer la production de l'épanchement sanguin, en leur appliquant les principes de la théorie de M. Laugier, il reste encore à savoir comment et pourquoi l'ovule fécondé a été détourné de sa voie régulière? Qu'est-ce qui a pu s'opposer à son passage à travers l'oviducte et à son arrivée dans l'utérus? Qu'est-ce qui a pu faire en un mot que la grossesse, au lieu d'être régulière, soit anormale et extra-utérine? Et, dans les cas où au lieu d'être éloigné du kyste hémorrhagique, comme cela avait lieu dans l'observation précédente, l'embryon se trouve situé au centre même des caillots sanguins, n'est-il pas possible de rapporter à la même cause et la production de l'hémorrhagie, et celle de la grossesse extra-utérine? Ce sont autant de questions que je me contente de poser sans vouloir entreprendre de les résoudre ici. Je rappellerai seulement que dans tous les cas, qu'il y ait ou non grossesse, la seule condition indispensable pour qu'une hématocèle se produise, c'est qu'il y ait une lésion de l'ovaire, ou seulement un simple degré de congestion de cet organe, congestion en vertu de laquelle ses vaisseaux auront plus de tendance à se déchirer, et une fois rompus à donner lieu à une hémorrhagie.

Conclusions. — 1° Les hématocèles produites par rétention du flux menstruel sont extrêmement rares, elles constituent des faits exceptionnels ; et se rencontrent seulement quand un obstacle mécanique s'oppose à l'excrétion des règles ;

2° La contraction spasmodique des orifices utérins ne peut être considérée comme un obstacle suffisant.

3° Le sang des hématocèles rétro-utérines est fourni par l'ovaire, ou par les veines qui en émergent ;

4° Les causes déterminantes de l'hémorrhagie sont variées, leur action n'est efficace que si l'ovaire est déjà congestionné ;

5° Il suffit de la rupture d'un vésicule de Graaf, au moment de la ponte spontanée, pour donner lieu à cette hémorrhagie quand il y a déjà congestion de l'ovaire ;

6° On ne peut savoir si le détachement d'un ovule fécondé la déterminera plus facilement que celui d'un ovule non fécondé.

7° Les hématocèles péri-utérines sont le plus souvent intra-péritonéales, surtout celles qui se produisent après la rupture d'une vésicule ovarienne. Elles peuvent être extra-péritonéales, et ce sont surtout celles qui sont dues à une cause traumatique.

8° L'oblitération des trompes trouvée dans plusieurs cas est le résultat de l'inflammation déterminée par la présence du kyste sanguin. C'est donc un phénomène consécutif et non une des causes de l'hématocèle.

Publications de l'Union Médicale, du 10 Novembre 1855.

TRAITEMENT

DE

L'HÉMATOCÈLE PÉRI-UTÉRINE.

L'attention toute particulière avec laquelle sont étudiées, depuis quelques années, et par un grand nombre de médecins, les maladies des organes génitaux de la femme, a mis en lumière une foule de faits intéressans, qui jusqu'à ces derniers temps étaient restés inaperçus. Si la science est loin d'être définitivement arrêtée sur ce point, comme sur bien d'autres, les progrès n'en sont pas moins rapides, et il y a tout lieu d'espérer que le jour ne tardera pas à éclairer complétement ce coin obscur de la pathologie. C'est surtout en comparant ce qui a été publié il y a vingt ans à peine, avec ce qui se professe aujourd'hui que l'on peut se rendre compte du progrès qui a été effectué. Ainsi, pour ne parler que des tumeurs sanguines de l'excavation pelvienne, décrites aujourd'hui sous le nom d'*hématocèles rétro-utérines*, lorsque

M. Laugier disait, en 1833, dans le tome v du *Dictionnaire de médecine*, p. 66 : « L'excavation pelvienne peut être le siége » de tumeurs de diverse nature.... Tantôt ce sont des kystes » plus ou moins volumineux...., quelquefois des tumeurs san- » guines, ainsi que le prouve une observation de M. Récamier, » insérée dans la *Lancette française ;* » il résumait, dans ces quelques lignes, tout ce que la science possédait alors sur ce sujet. Mais, à quelle distance ce professeur ne se trouvait-il pas à cette époque de la complète et séduisante théorie qu'il vient d'exposer cette année à l'Institut. — (*Compte rendu hebdomadaire de l'Académie des sciences,* 26 février 1855. *Mémoire sur l'origine de l'hématocèle rétro-utérine,* par M. Laugier, tome XL, p. 455).

Ce n'est pas seulement à rechercher la nature intime d'une semblable affection que pouvait se borner l'activité des auteurs contemporains ; la question du traitement devait être agitée, et c'est elle qui a le plus particulièrement attiré l'attention des chirurgiens. Récamier, dont le nom revient toujours le premier, à cause de la fameuse observation à laquelle il a été fait allusion plus haut, et de trois ou quatre autres faits analogues, n'a pas connu les hématocèles rétro-utérines. Il divisait les tumeurs du petit bassin en deux groupes : tumeurs fluctuantes, tumeurs non fluctuantes. Ouvrant toutes les *tumeurs fluctuantes*, sans exception, il a vu sortir, tantôt du pus, tantôt de la sérosité, tantôt du sang ; mais je ne sache pas qu'il ait jamais reconnu à l'avance une tumeur sanguine. Le premier auteur qui ait vraiment traité la question *ex professo*, est M. Viguès, élève de M. Nélaton. Il nous montre, en 1850, ce professeur diagnostiquant les hématocèles, et imbu sans doute des préceptes de Récamier, ouvrant toutes celles qu'il rencontre. Mais l'expérience ne tarde pas à modifier cette pratique, car, au mois de mai 1851, nous retrouvons M. Nélaton s'occupant des hématocèles rétro-utérines à la Société de chirurgie. Il conseille alors de ne recourir à la ponction ou à l'incision que lorsqu'on ne peut plus compter sur la résorption de la tumeur ; et il ajoute que l'incision présentant des dangers sérieux, on doit l'employer seulement dans les cas d'absolue nécessité. Ces préceptes sont fondés sur ce qu'il a vu dans deux cas, traités par lui, des accidens de péritonite et d'infection purulente très graves, être la suite de la ponction, et la lésion d'une artère pendant l'opération amener entre les mains de M. Malgaigne un résultat funeste; tandis que : chez deux malades, l'épanchement s'étant fait spontanément jour par le rectum, la guérison avait été rapide; et chez d'autres, la tumeur avait disparu par résorption, sans l'intervention de l'art. La thèse de M. Fenerly, publiée cette année, nous apprend que M. Nélaton persiste dans cette sage réserve, mais tous les chirurgiens ne l'imitent pas; plusieurs d'entre eux recommandent, au contraire, de donner le plus rapidement possible issue au sang épanché. La question est donc encore indécise, et ne paraît pas devoir se résoudre d'une manière absolue, dans un sens ou dans l'autre, car les partisans même les plus déterminés de l'expectation, font encore leurs réserves, et prévoient des cas où il peut être indispensable d'en venir à une opération chirurgicale. Le fait suivant, que j'ai eu occasion d'observer cette année, vient s'ajouter à ceux déjà nombreux qui démontrent les heureux effets d'une prudente inaction.

Observation IV. — M... (Estelle), 32 ans, journalière, d'une forte constitution et d'une bonne santé habituelle, entre, le 18 juin 1855, à l'hôpital de la Pitié, service de Valleix, salle Sainte-Geneviève, n° 41. Elle a été réglée, pour la première fois, à 15 ans. Pendant les six mois suivants la menstruation fut irrégulière et douloureuse; il y avait à chaque époque un retard plus ou moins long dans l'apparition du flux sanguin ; elle rendait des caillots et éprouvait des coliques utérines très violentes, qui, pendant les efforts de la défécation, s'exaspéraient au point d'amener de véritables lipothymies, par suite de l'excès de la douleur. Après ces six premiers mois, la menstruation se régularisa, cependant elle fut toujours accompagnée de douleurs lombaires plus ou moins vives, et pendant les intervalles des règles, il y avait une leucorrhée abondante.

Il ne survint rien d'extraordinaire jusqu'à l'époque du mariage, qui eut lieu à 26 ans, mais au bout de six semaines, au moment des règles, il se produisit une véritable métrorrhagie, qui dura huit à dix jours, et força la malade à s'aliter. Elle ne se rappelle plus si à cette époque elle rendit des caillots par la vulve ; elle éprouva de violentes coliques et ne se rétablit que lentement. A 29 ans, elle devint enceinte, la grossesse se passa bien, l'accouchement eut lieu à terme et fut naturel. Depuis lors, les règles apparaissaient régulièrement tous les mois, elles n'étaient plus douloureuses et elles duraient de six à sept jours, mais ne coulaient avec une certaine abondance que pendant deux jours; de temps à autre il y avait encore de la leucorrhée, moins abondante qu'autrefois. Les choses étaient dans cet état, et la santé de cette femme était parfaite, lorsque deux mois environ avant d'entrer à l'hôpital, elle fut employée comme garde-malade auprès d'une femme en couche; cette occupation la fatiguait beaucoup, et sa menstruation s'en ressentit, car, à l'époque où les règles devaient arriver, il y eut d'abord un écoulement insignifiant de quelques gouttes de sang, qui cessa au bout de quelques heures, se manifesta de nouveau le surlendemain, puis cessa encore ; et ce n'est que huit jours ensuite, c'est-à-dire, après un retard de dix jours, que les règles se montrèrent définitivement, et cette fois avec une abondance inusitée. Elles duraient déjà depuis une dizaine de jours, en affaiblissant beaucoup la malade, mais sans l'avoir forcée à interrompre ses travaux, lorsque en faisant un effort pour remuer une baignoire, elle fut prise subitement d'une douleur très vive dans le côté droit de l'abdomen ; elle prétend même avoir ressenti un craquement dans cette région, et immédiatement elle s'évanouit. Elle fait remonter le début de sa maladie à cet accident, car c'est alors seulement que son abdomen devint douloureux, surtout dans la fosse iliaque droite, et au bout de deux ou trois jours, elle s'aperçut qu'il augmentait sensiblement de volume, tandisque des douleurs également intenses se faisaient sentir du côté gauche, mais plus près de la ligne médiane qu'à droite. L'hémorrhagie continua ; la malade rendit des caillots dont l'expulsion était accompagnée de douleurs violentes, qui déterminaient de fréquens évanouissemens. Cependant, elle garda le lit seulement quinze jours, au bout desquels elle essaya de travailler dans son ménage, ne le faisant qu'au prix d'une grande fatigue et de douleurs excessives qui la forçaient souvent de s'arrêter au milieu de ses occupations. Pendant deux mois qu'elle resta ainsi, elle n'a pas remarqué si son état a été modifié d'une façon ou d'une autre aux époques correspondantes aux périodes menstruelles. Depuis longtemps, nous dit-elle, elle était réglée vers le 10 de chaque mois, et en juin, pendant les quinze jours qui ont précédé son admission dans nos salles, sa métrorrhagie n'a pas augmenté, seulement les douleurs sont devenues plus vives, le volume du ventre s'est rapidement accru, au point de ne plus lui permettre de se servir des mêmes vêtemens qu'auparavant; elle a été obligée de garder le lit. Enfin, le 15 juin, l'écoulement sanguin a cessé, mais les douleurs, loin de diminuer, se sont accrues ; il est survenu des vomissemens bilieux, abondans et répétés, accompagnés d'une diarrhée très fatigante; il y a eu cinq à six selles liquides dans un jour. La bouche était amère, pâteuse, la soif ardente, l'appétit nul depuis trois semaines; les forces complétement perdues, et, bien que l'état de la malade se fût un peu amendé dans les journées du 17 et du 18, il présentait encore une assez grande gravité lorsqu'elle fut portée à l'hôpital.

Le 19, à la visite du matin, on la trouve dans l'état suivant, que je n'ai pu contater moi-même, étant alors absent de Paris, mais que je vois indiqué dans des notes recueillies sous les yeux de mon excellent et regretté maître, Valleix, par un de ses externes, M. Desmons. La malade est dans le décubitus dorsal; sa face est pâle, décolorée, ainsi que ses muqueuses; elle a tout à fait l'aspect anémique ; sa faiblesse est considérable. Elle se plaint surtout de souffrir du ventre, qui est tendu, uniformément tuméfié. La palpation y exaspère la douleur, surtout lorsqu'on presse sur la partie moyenne de l'hypogastre, immédiatement au-dessus du pubis. La palpation, difficile à pratiquer à cause de la douleur qu'elle développe, permet de constater une tuméfaction qui occupe toute la partie inférieure de l'abdomen, et au milieu de laquelle on sent un corps plus dur, plus arrondi, faisant saillie jusqu'à trois travers de doigt environ de l'ombilic. Il n'y a pas de fluctuation; à la percussion, on trouve une matité qui s'étend sur la ligne médiane jusqu'à trois travers de doigts de l'ombilic, comme la tuméfaction, et latéralement jusqu'à deux travers de doigts de l'épine iliaque de chaque côté. Par le toucher vaginal, on trouve le col de l'utérus un peu mou et entr'ouvert, fortement repoussé en avant, ne paraissant être ni rapproché, ni éloigné de la vulve. En arrière du museau de tanche, le cul de sac vaginal postérieur est refoulé par une tumeur du volume d'une grosse orange, qui est située entre le rectum et l'utérus, et repousse ce dernier en avant. L'utérus est enclavé, rendu immobile par cette tuméfaction, qui le déborde latéralement de chaque côté. La tumeur, ainsi qu'on peut s'en assurer en combinant le toucher vaginal avec le palper hypogastrique, occupe tout le petit bassin, elle se continue avec la tuméfaction déjà notée, au niveau des deux fosses iliaques; elle est très douloureuse au contact du doigt et présente une fluctuation douteuse; on n'y sent pas de battemens artériels. Par le toucher rectal, on ne peut atteindre aux limites supérieures de cette tuméfaction.

La langue est blanchâtre, saburrale, l'appétit nul, la soif vive ; il y a encore de la diarrhée, mais les vomissemens ont cessé depuis la veille.

Depuis quelques jours la miction est devenue difficile et douloureuse, cependant, il n'est pas nécessaire de recourir à la sonde. Les battemens du cœur sont forts ; il y a, au premier temps, un bruit de souffle doux qui se prolonge dans les artères. La peau est fraîche. Le pouls fort, vibrant, à 112. La malade a des étourdissemens et de la tendance aux lipothymies. — (Prescription : 1/4 lavement avec 12 gouttes de laudanum et camphre ; appliquer sur l'hypogastre deux vésicatoires du diamètre d'une pièce de deux francs ; les panser chacun avec 1 centig. de morphine ; bagnols, 60 grammes ; potages, bouillons).

21 juin. L'écoulement sanguin, qui s'était supprimé depuis le 15, a reparu, sans caillots ; il y a moins de douleurs, plus de diarrhée ni de vomissemens. — (Carbonate de fer, 1 gramme).

22 juin. Il y a un peu d'amélioration ; la malade se sent mieux ; l'appétit revient, mais la faiblesse est la même ; il y a toujours de la tendance aux lipothymies, et l'état du ventre n'est pas changé. — (Carbonate de fer, 2 grammes ; une portion).

Le 9 juillet, jour ou j'examine pour la première fois la malade, la métrorrhagie continue ; il y a quelquefois des caillots, mais leur expulsion est moins doulourense. La face est toujours pâle, décolorée ; les muqueuses offrent la teinte anémique. Le ventre est toujours gonflé et douloureux à la pression ; la partie inférieure de l'hypogastre est occupée par la tuméfaction médiane déjà décrite, et qui s'étend jusqu'à deux ou trois travers de doigts de l'ombilic. Mais, en outre de cette tuméfaction déjà notée, on trouve du côté gauche, immédiatement audessus, et en arrière de l'arcade de Fallope, une tumeur dure, résistante, située plus superficiellement, et dont il n'est pas fait mention lors du premier examen. Cette tumeur, très douloureuse à la pression, a une forme ovoïde, à grand diamètre, dirigé directement de dedans en dehors ; elle paraît se détacher de la tumeur médiane, à laquelle elle tient encore par un pédicule que l'on sent très bien. Les anses intestinales qui occupent la partie supérieure de l'abdomen, sont distendues par des gaz et donnent un son tympanique à la percussion. A cela près, nous ne trouvons rien de plus à noter que le premier jour. La tûmeur située en arrière de l'utérus, a le même volume, elle est rénitente plutôt que fluctuante, mais donne manifestement la sensation d'une poche renfermant un liquide. La tumeur que nous avons trouvée près du ligament de Fallope paraît indépendante de celle que l'on sent par le vagin. Il n'y a pas de coloration anormale de la muqueuse vaginale.

18 juillet. L'état de la malade est le même, ainsi que cela est constaté par M. de Saint-Laurent qui prend le service.

Du 18juillet au 14 août, l'hémorrhagie diminue peu à peu, puis cesse complétement vers la fin de juillet. La tuméfaction du ventre diminue également. L'appétit est bon; les digestions se font bien; les forces reviennent.

14-15-16 août. La malade, qui depuis trois semaines n'avait pas perdu de sang, mais seulement remarqué sur son linge des taches d'une coloration roussâtre, a ses règles; elles coulent bien pendant les trois jours, sans caillots, sans douleurs, sans accidens. Le ventre est seulement un peu sensible et ballonné.

17 août. Cessation des règles. Persistance de l'écoulement roussâtre, mais peu abondant.

21 août. On ne sent plus de tuméfaction en palpant l'abdomen, qui est souple et indolent. La malade commence à se lever et à marcher; elle mange trois portions.

25 août. Les forces sont revenues; l'embonpoint et les couleurs commencent à reparaître. La malade marche bien. Par le *palper abdominal seul* on ne trouve plus ni douleur, ni tuméfaction sur la ligne médiane, près de l'arcade de Fallope; du côté gauche, on devine plutôt qu'on ne sent la tumeur signalée précédemment. Par le *toucher vaginal*, on trouve le museau de tanche légèrement porté en arrière, son orifice est entr'ouvert; il peut admettre l'extrémité du doigt; le col est toujours mou et un peu volumineux. Immédiatement en arrière de lui, et surtout *à droite*, on sent un bourrelet légèrement saillant qui le contourne et l'enchâsse, pour ainsi dire; ce bourrelet, ainsi adhérant au col de l'utérus, est mobile avec lui. Le vagin est d'ailleurs parfaitement libre et souple dans toute son étendue. En *combinant avec le toucher le palper abdominal*, on sent encore, en arrière du pubis, jusqu'à trois travers de doigts, au-dessus de la symphise, une tumeur arrondie dont les mouvemens, correspondent au col de l'utérus,

et qui n'est autre que le corps de cet organe, un peu plus volumineux qu'à l'état normal. A gauche, on sent encore assez manifestement la petite tumeur déjà indiquée, qui se détache au-dessus de l'arcade de Fallope, son volume paraît avoir diminué ; le doigt vaginal ne peut l'atteindre, mais il aide à la refouler jusque sous la main abdominale qui la saisit alors avec plus de facilité. La malade se trouve assez bien pour demander sa sortie, à condition qu'elle viendra nous revoir régulièrement deux fois par mois.

Le 30 août, nous la voyons revenir à l'hôpital, pour visiter ses anciennes compagnes ; elle marche facilement.

Le 5 septembre, nous l'examinons de nouveau à la consultation, nous constatons que la guérison ne se dément pas, et que le bourrelet situé en arrière de l'utérus a encore un peu diminué de volume.

En résumé, nous voyons une femme de 32 ans, d'une constitution forte, d'une bonne santé habituelle, mais sujette à de certaines irrégularités de menstruation, être prise subitement, pendant le cours d'une de ses menstruations irrégulières et douloureuses, d'accidens plus formidables qui la forcent à s'aliter ; son ventre augmente de volume ; il existe une véritable hémorrhagie utérine qui persiste pendant deux mois consécutifs, et lorsqu'elle cesse momentanément, peu de jours après l'époque correspondante à une période menstruelle, la tuméfaction du ventre augmente ; les symptômes redoublent d'intensité ; il y a des vomissemens, de la diarrhée, des lipothymies fréquentes. La malade, devenue complétement anémique par suite de ses pertes sanguines, se décide à entrer à l'hôpital, où l'on constate la présence d'une tumeur ayant les dimensions d'une grosse orange, et donnant la sensation d'une poche renfermant un liquide, située derrière l'utérus. Cette tumeur, abandonnée à elle-même, diminue sensiblement de volume sous l'influence du repos seul; et à l'aide d'un régime réparateur, la malade est en état de quitter l'hôpital, après y avoir fait un séjour de neuf semaines. La tumeur a à peu près complétement disparu ; il n'en reste plus que des traces ; les règles se sont montrées une fois, et leur apparition n'a été suivie d'aucun nouvel accident.

Quelle autre affection, qu'une hématocèle rétro-utérine, aurait pu donner lieu à un tel ensemble de phénomènes ? Ce n'est pas un *phlegmon* de la même région, bien qu'il y ait une grande analogie entre ces deux maladies ; car un phlegmon, chez une femme qui n'est pas récemment accouchée, atteint rarement des dimensions aussi considérables que celles de la tumeur dont on vient de lire la description ; puis on a constaté, dans la tumeur, la présence d'un liquide qui s'est rapidement résorbé sans qu'aucune issue lui ait été ouverte à l'extérieur. Quel autre liquide que celui d'une collection sanguine pourrait disparaître ainsi avec tant de rapidité, et sans inconvénient pour la santé générale ? ce n'est ni le pus d'un phlegmon *abcédé*, ni la sérosité d'un *kyste ovarique*. Et ce sont pourtant les deux seules espèces de tumeurs avec lesquelles la confusion était possible, car, quoique la fluctuation fût difficilement perçue, la rénitence particulière qui existait dans la tumeur faisait reconnaître immédiatement la présence d'un liquide : toutes les personnes qui ont touché cette femme ont été unanimes sur ce point. L'existence de ce liquide, une fois admise, nous venons de démontrer que ce ne pouvait être autre chose que du sang, dont l'épanchement s'était fait dans des circonstances parfaitement semblables à celles déjà notées par les observateurs qui ont rapporté des cas de ce genre. On n'a pas oublié, en effet, que c'est à la suite de fatigues ayant provoqué une perturbation des règles, puis une métrorrhagie que notre malade fut atteinte de douleurs plus violentes dans les fosses iliaques, de tuméfaction très rapide du ventre, en un mot, de tous les symptômes caractérisant l'affection décrite sous le nom d'hématocèle rétro-utérine. L'invasion de ces symptômes fut si subite, que pendant longtemps il nous fut impossible, en interrogeant cette femme, de ramener son attention sur les phénomènes antérieurs à son accident, et il nous a fallu beaucoup insister pour obtenir des renseignemens sur ces phénomènes, qui nous semblent cependant n'avoir pas été étrangers à l'apparition de cette maladie, dont l'effort violent fait pour remuer un objet pesant, peut bien avoir été la cause occasionnelle chez un sujet déjà prédisposé.

L'épanchement était il intra ou extra-péritonéal ? Il ne nous appartient pas de nous prononcer sur ce point, quant à présent; mais on a pu voir que le signe indiqué par notre collègue M. Prost, pour déterminer le siége de l'épanchement, nous a fait défaut; l''utérus n'ayant été ni refoulé en bas, vers la vulve, ni remonté en haut, au delà du pubis.

En adoptant la théorie de M. Laugier, en faveur de laquelle militent les faits nouveaux et singulièrement probans qui ont été produits cette année devant la Société anatomique, il y a lieu de penser que c'est l'ovaire, du côté droit, qui a fourni le sang de cet épanchement. Ce qui nous le fait supposer, c'est que le côté droit est devenu doulourenx, et a présenté une tumeur sensible pour la malade, plusieurs jours avant quc des accidens semblables ne se soient manifestés du côté gauche. C'est aussi du côté droit que la tuméfaction persiste encore, alors qu'elle a déjà disparu à gauche. Quant à celle qui est située au niveau de l'arcade de Fallope, du côté gauche, quelle est sa nature ? Il me semble difficile de se prononcer entre les deux hypothèses suivantes : ou c'est une tumeur fibreuse détachée de l'utérus, auquel la relie un pédicule assez long; ou c'est une concrétion fibrineuse résultant de la résorption du caillot sanguin ; car, pour être fixé à cet égard, il faudrait avoir examiné cette femme, avant le début de sa maladie.

Mais j'ai eu occasion de débattre plus opportunément ailleurs ces questions d'étiologie, et de siége de l'hématocèle rétro-utérine (*Bulletins de la Société anatomiques*, nos des mois de septembre et octobre 1855 ; Rapport *sur les hématocèles péri-utérines*). Je dois, à propos de l'observation qu'on vient de lire, me borner à quelques réflexions sur le traitement. N'est-il pas remarquable de voir que cette affection, en apparence si grave, se soit dissipée heureusement sans traitement aucun, et qu'après neuf semaines de séjour à l'hôpital, la malade ait pu reprendre ses occupations, quand on a vu des accidens si terribles succéder à l'incision pratiquée pour évacuer le liquide dans des cas tout à fait semblables ? N'y a-t-il pas là de quoi faire réfléchir les chirurgiens qui seraient trop pressés d'opérer ? et les faits de la nature de celui-ci, sans être suffisans pour faire proscrire complétement la ponction ou l'incision des kystes sanguins rétro-utérins, ne doivent-ils pas nous rendre extrêmement circonspects, quand nous songerons à nous servir du bistouri.

FIN.

PARIS — TYPOGRAPHIE ET LITHOGRAPHIE FÉLIX MALTESTE ET Cie,
Rue des Deux-Portes-Saint-Sauveur, 22.

www.ingramcontent.com/pod-product-compliance
Ingram Content Group UK Ltd.
Pitfield, Milton Keynes, MK11 3LW, UK
UKHW020410220726
13923UKWH00004B/1863

9 782019 259679